Paul Enders

Des intestins en forme – plus de gras

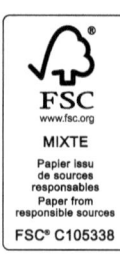

© 2015, Paul Enders

Edition : BoD - Books on Demand

12/14 rond-point des Champs Elysées

75008 Paris

Imprimé par BoD – Books on Demand, Norderstedt

ISDN . 978-2-3220-4386-6

Dépôt légal : 11/2015

Introduction

En achetant ce livre, vous accepter entièrement cette clause de non-responsabilité.

Aucun conseil

Le livre contient des informations. Les informations ne sont pas des conseils et ne devraient pas être traités comme tels.

Si vous pensez que vous souffrez de n'importe quel problème médicaux vous devriez demander un avis médical. Vous ne devriez jamais tarder à demander un avis médical, ne pas tenir compte d'avis médicaux, ou arrêter un traitement médical à cause des informations de ce livre.

Pas de représentations ou de garanties

Dans la mesure maximale permise par la loi applicable et sous réserve de l'article ci-dessous, nous avons enlevé toutes représentations, entreprises et garanties en relation avec ce livre.

Sans préjudice de la généralité du paragraphe précédent, nous ne nous engageons pas et nous ne garantissons pas :

• Que l'information du livre est correcte, précise, complète ou non-trompeuse ;

• Que l'utilisation des conseils du livre mènera à un résultat quelconque.

Limitations et exclusions de responsabilité

Les limitations et exclusions de responsabilité exposés dans cette section et autre part dans cette clause de non-responsabilité : sont soumis à l'article 6 ci-dessous ; et de gouverner tous les passifs découlant de cette clause ou en relation avec le livre, notamment des responsabilités découlant du contrat, en responsabilités civiles (y compris la négligence) et en cas de violation d'une obligation légale.

Nous ne serons pas responsables envers vous de toute perte découlant d'un événement ou d'événements hors de notre contrôle raisonnable.

Nous ne serons pas responsable envers vous de toutes pertes d'argent, y compris, sans limitation de perte ou de dommages de profits, de revenus, d'utilisation, de production, d'économies prévues, d'affaires, de contrats, d'opportunités commerciales ou de bonne volonté.

Nous ne serons responsables d'aucune perte ou de corruption de données, de base de données ou de logiciel.

Nous ne serons responsables d'aucune perte spéciale, indirecte ou conséquente ou de dommages.

Exceptions

Rien dans cette clause de non-responsabilité doit : limiter ou exclure notre responsabilité pour la mort ou des blessures résultant de la négligence ; limiter ou exclure notre responsabilité pour fraude ou représentations frauduleuses ; limiter l'un de nos passifs d'une façon qui ne soit pas autorisée par la loi applicable ; ou d'exclure l'un de nos passifs, qui ne peuvent être exclus en vertu du droit applicable.

Dissociabilité

Si une section de cette cause de non-responsabilité est déclarée comme étant illégal ou inacceptable par un tribunal ou autre autorité compétente, les autres sections de cette clause demeureront en vigueur.

Si tout contenu illégal et / ou inapplicable serait licite ou exécutoire si une partie d'entre elles seraient supprimées, cette partie sera réputée à être supprimée et le reste de la section restera en vigueur.

Préface 9

Un régime ? – Ce n'était pas prévu 14

Les intestins et la santé des intestins 17

    Problèmes intestinaux 25

        Diarrhée chronique 26

        Apport en nutriments réduit 28

        Auto-intoxication 30

        Odeur corporelle 31

    Hyperacidité et santé intestinale 33

    Des intestins en forme 37

    Le nettoyage intestinal 39

        Unicity Paraway Plus 40

        Unicity Lifiber 45

        Unicity Aloe Vera 48

    Réduction de l'hyperacidité 52

    Substances vitales et protéines 58

La perte de poids arrive naturellement 62

Mon programme 63

    Produits utilisés 63

- Le matin 63
- A midi 64
- Le soir 64
- Pendant la journée..64
- Changements d'alimentation.......................................65
  - Petit-déjeuner 66
  - Déjeuner..66
  - Dîner..67
  - Entre les repas..67
- Mot de la fin...68
- Source des produits 69
- Bibliographie 70

Préface

Je vais aller droit au but. J'ai toujours été gros. Je ne souviens pas d'une période où je n'étais pas en surpoids.

J'étais un gros enfant, un gros adolescent, et un gros adulte, et je sais qu'il n'y a aucun âge où « être gros » ne comporte pas des inconvénients importants. Brocardé quand j'étais petit, et quand j'étais adolescent. Et quand les hormones ont commencé à s'activer – vous voyez le tableau.

A l'âge adulte, je n'ai pas vraiment avancé dans ma carrière, et j'étais souvent doublé par des gens moins qualifiés – dans les entretiens d'embauche je perdais face à des gens plus proches des canons de beauté… ce n'est pas drôle d'être gros. Le pire dans tout ça – l'attitude que j'ai prise ; la disposition naturelle, les gros os, les parents quand je grandissais, la montagne de mauvaises expériences dans mon enfance – c'est tout cela qui était en cause. Tout, sauf la personne qui se gavait de nourritures diverses et de boissons sucrées : Moi.

Je me répétais le mantra « Je me sens bien comme je suis » - si j'avais utilisé ne serait-ce qu'une partie de l'énergie que je gaspillais à me convaincre ainsi que tous les autres que je « me sentais bien » à prendre des mesures pour me sentir vraiment bien, j'aurais une autre apparence aujourd'hui, et ma vie aurait pris un cours différent.

Je ne me plains pas. Aujourd'hui, je sais que c'est moi qui me suis infligé tout cela. Je prends mes responsabilités pour toutes les années gâchées, pour avoir nui à ma santé, et pour tous les objectifs jamais atteints, et je m'efforce de faire de mon mieux jour après jour, pour modeler les années ou les décennies qui me restent d'une façon plus belle, et plus heureuse.

Aujourd'hui je pèse un quart de quintal de moins, et je suis en très bonne voie pour perdre les kilos restants. Beaucoup de gens m'ont contacté ces derniers jours et mois et m'ont demandé comment j'avais fait, et je pense que de toute ma vie, je n'avais jamais reçu autant d'encouragements et de reconnaissance que depuis que je peux rentrer dans n'importe quelle taille de vêtement, venu de n'importe quel magasin de vêtement.

A présent il y a beaucoup de gens qui se sont laissés inspirer par mon expérience, et se sont attaqués à leur façon à leur problème de poids. Un ami proche, Leo, m'a suggéré de coucher par écrit mes expériences afin d'en faire bénéficier d'autres gens, pour qu'ils suivent la même voie que moi.

Le plus intéressant dans toute cette histoire, c'est que je ne me suis même pas aperçu que je faisais un régime quand j'ai perdu tout ce poids. J'avais un objectif totalement différent à l'époque, et je suis heureux de l'avoir atteint également.

Je suis conscient que, comme les gens de Cologne disaient, « tous les idiots sont différents ». Cela veut dire que ma façon n'est pas votre façon, et que votre corps a besoin de quelque chose d'entièrement différent. Je ne peux rien vous promettre, mais je veux que vous tiriez profit de mes expériences et de mes méthodes, afin que vous ayez une base sur laquelle vous appuyer au moment de consulter un expert.

Je vous souhaite beaucoup de succès,

Paul Enders

Un régime ? – Ce n'était pas prévu

Si quelqu'un m'avait dit de commencer un régime, j'aurais refusé d'un air indigné. Bien sûr que j'avais plusieurs kilos en trop, ou plutôt plusieurs dizaines de kilos en trop, mais un régime ? Ce n'était pas fait pour moi. J'avais déjà essayé des dizaines de régimes au cours de ma vie, et à chaque fois que j'en terminais un, je me retrouvais plus gros qu'avant.

Je ne voulais faire de régime à aucun prix. Mais j'avais un énorme problème. Presque tous les jours, je commençais « normalement » (bien qu'en obésité morbide), et au fil de la journée je voyais mon ventre enfler de plus en plus. Ça allait tellement loin qu'un pantalon qui était trop large de 4 centimètres le matin, devenait tellement serré le soir qu'il m'étranglait.

On pourrait penser que je mangeais trop, tout simplement. Il était facile de prouver que ce n'était pas vrai, puisque mon ventre enflait aussi quand je ne buvais que de l'eau toute la journée. J'avais un problème, et la première chose que j'ai essayée était un produit dont j'avais vu la publicité – c'était fait pour réduire le ballonnement. Mis à part le contenu de mon portefeuille, ce produit n'a rien réduit du tout, même si je respectais la posologie à la lettre.

J'étais désespéré et j'aurais essayé tout ce qui comportait la moindre chance de réussir.

Comme à bien d'autres occasions de ma vie, j'ai rencontré un ami qui m'a parlé avec joie de ce qui avait marché pour lui. Il m'a dit qu'il avait le même problème (même si c'était à plus petit échelle), mais qu'il l'avait réglé avec des compléments d'herbes inclus dans un programme de régime spécial.

Mon ami ne parlait que d'intestins – et en aucune façon de faire un régime ou de perdre du poids – sinon je n'aurais probablement pas écouté. Pendant cette conversation, et après, j'ai beaucoup lu sur les intestins, et je voudrais vous montrer ce que j'ai découvert :

Les intestins et la santé des intestins

Certaines personnes transportent tous les jours jusqu'à dix kilos d'excréments vieux et desséchés dans leurs intestins, ce qui empêche ceux-ci de travailler au maximum de leur capacité. Les gens n'aiment généralement pas penser à leurs intestins. Tout cela nous semble intime, sale, et gênant.

> On est ce qu'on mange.[1]

Si l'on va un peu plus loin que ce vieux dicton, on n'est pas vraiment ce qu'on mange, mais ce qui parmi les choses

---

[1] Ludwig Feuerbach

mangées, reste dans les intestins. Mais si vous voyez les intestins comme une sorte d'interface entre l'apport de nourriture et le corps, ce raisonnement est trop simple.

Notre corps contient un système nerveux secondaire centré dans les entrailles, qui est tellement complexe qu'il est souvent appelé le « deuxième cerveau ». Il contient environ 500 millions de neurones, s'étend sur dix mètres, et est situé entre l'œsophage et l'anus. Voici le « deuxième cerveau » qui est responsable de vos envies de sucreries, de chips, et d'autres collations lorsque vous êtes stressé ou que vous vous ennuyez.

A l'intérieur de la paroi intestinale se trouve le système nerveux entérique qui contrôle la digestion. De plus en plus d'études indiquent qu'il a une grande influence sur notre condition psychologique et physiologique.

Le cerveau intestinal est indépendant. Il ressent, et il est le centre de ce qu'on veut dire quand on parle de notre instinct. Il nous avertit en cas de danger environnemental que l'on ne peut pas ou guère détecter délibérément, et il influence nos réactions. Le cerveau intestinal est le plus vieux système nerveux qui soit. Il a été vérifié chez les vertébrés datant de 500 millions d'années.

En effet, l'expérience montre que la santé intestinale joue un rôle central dans le bien-être physique et psychologique d'une personne.

Les entrailles sont, pour simplifier, composées du gros intestin et de l'intestin grêle. L'intestin grêle reçoit les nutriments tandis que le gros intestin déshydrate le bol alimentaire restant, et y ajoute les déchets produits par le corps. La règle veut que plus les éléments restent dans le gros intestin, plus ils se dessèchent et se compriment.

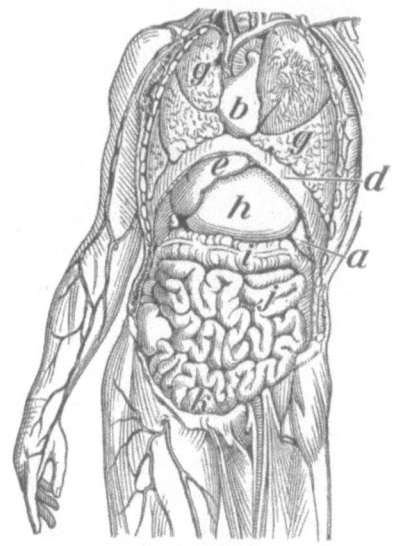

FIG. 52. — Front view of the viscera. a, spleen; b, heart; d, diaphragm; e, liver; g, lung; h, stomach; i, large intestine; j small intestine; k, bladder.

Lorsque le système digestif est en bonne santé, il a la capacité de transporter tout le contenu vers l'anus. Malheureusement, on sait que la plupart des gens souffrent de constipation chronique. Ça ne veut pas forcément dire qu'ils n'excrètent rien. La plupart ont des renflements et des poches dans la paroi de leur gros intestin, qui sont apparus à cause des dépôts. Là, sont aussi stockés des éléments intestinaux secs et hautement comprimés. Du mucilage et des excroissances fongiques, ainsi que des bactéries en putréfaction ont également colonisé le gros intestin, qui ne peut pas les excréter seul.

A chaque fois, une « pile » constituée de ces substances est créée dans l'intestin grêle, qui peut s'accumuler également sur les parois intestinales, et empêcher la bonne absorption des nutriments.

Cela se produit bien plus souvent que l'on croit. Mais cela veut aussi dire que dans les cas extrêmes, une grande partie des ingrédients bons et sains fournis au corps sous la forme d'aliments riches ou de substances vitales, ne peut pas être absorbée du tout.

Cela produit un résultat auquel divers acteurs du marché attachent beaucoup d'importance : le corps a besoin de plus de médicaments et de substances vitales afin d'absorber quoi que ce soit. Ce qui est tout aussi mauvais, c'est qu'un corps qui se rend compte qu'il manque de certaines vitamines et de certains oligoéléments réagit par la faim. C'est aussi pourquoi les gens qui mangent trop – même s'ils mangent principalement de la nourriture « saine » - souffrent tout de même d'une carence dans certaines substances vitales.

Ce qui est encore plus dangereux, c'est le fait que les bactéries en putréfaction et les champignons sécrètent des toxines qui touchent tout le corps. Peter Carl Simons l'a expliqué en prenant l'exemple de la parodontose dans son livre « Chrolophyll – Gesundheit ist grün »[2].

On pourrait penser qu'un fort laxatif aiderait à nettoyer les entrailles et résoudrait tous les problèmes. C'est une idée reçue. Les laxatifs fonctionnent en stimulant les entrailles pour qu'elles excrètent des éléments, jusqu'à ce que le laxatif lui-même soit sorti.

Les dépôts sur les parois intestinales, cependant, ne sont pas ou guère réduits, ni même ramollis. De plus, consommer des laxatifs communs trop souvent peut affaiblir les intestins, ce qui peut dans de nombreux cas mener à une addiction.

---

[2] Simons, Peter Carl: Chlorophyll – Gesundheit ist gründ, 2015, BOD

Des scientifiques de renom pensent que la surexcitation permanente des intestins par des laxatifs va même aggraver les dépôts d'excréments dans les entrailles, parce que des intestins surexcités ont une capacité de transport diminuée.

La seule méthode durable pour ramollir et excréter les dépôts est le nettoyage intestinal. Cette méthode permet la réadaptation des intestins et améliore indirectement la santé et le bien-être.

Problèmes intestinaux

La recherche est en cours pour reconnaître des liens que nos ancêtres, en particulier les grands guérisseurs Galien, Hildegarde de Bingen, Paracelse ou Kneipp connaissaient déjà depuis longtemps. En particulier :

Diarrhée chronique

Les problèmes intestinaux peuvent prendre de nombreuses formes. L'un des phénomènes les plus courants est la diarrhée chronique. Plusieurs facteurs peuvent la déclencher. Elle semble être l'inverse de la constipation, décrite plus haut. En réalité, c'est l'opposé qui semble souvent être le cas :

Au sein des substances visqueuses et croûteuses qui sont déposées sur la paroi intestinale, des bactéries nocives ou même des parasites intestinaux sont souvent à l'origine d'irritations qui peuvent causer une diarrhée chronique. Une multitude d'espèces de vers peut trouver dans l'intestin un habitat idéal, s'il est plein de résidus fécaux. Ils peuvent se multiplier et attaquer le corps lui-même. Si pendant l'irrigation du côlon, les vieilles matières sont excrétées, les parasites sont généralement évacués en même temps, et l'irritation qui causait la diarrhée chronique disparaît en quelques jours.

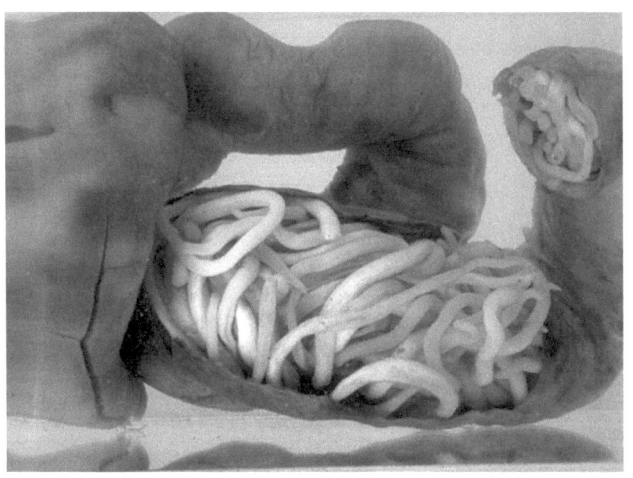

Apport en nutriments réduit

L'apport (ou résorption) de nutriments contenus dans les aliments consommés est la tâche principale de l'intestin. Sa capacité de résorption est réduite par les dépôts sur la paroi intestinale. La plupart des substances touchées sont les macromolécules de protéines (acides aminés), les vitamines, et les enzymes. C'est particulièrement énervant pour ceux qui investissent beaucoup d'argent dans les compléments de vitamines, les enzymes et les oligo-éléments, ainsi que les compléments de protéines.

Dans de nombreux cas, la hausse initiale de la consommation s'accompagne d'un bien-être accru. Malheureusement, cela ne dure pas longtemps, car beaucoup de ces compléments (sauf la spiruline et les produits à base de levure) ont des effets générateurs de mucus. Cela va mener à un cercle vicieux. La personne touchée doit consommer de plus en plus de compléments uniquement pour rester au même niveau. Simultanément, la consommation accrue de mauvais compléments de protéines crée un fardeau complémentaire, et avec lui un affaiblissement des fonctions digestives.

Les experts savent bien que même en prenant des compléments pour toutes les vitamines, substances végétales et oligo-éléments connus à haute dose, il y aurait encore des carences, parce nous sommes loin d'avoir identifié et reproduit toutes les substances vitales que contient notre alimentation. C'est aussi la raison pour laquelle la seule façon intelligente d'ingérer toutes les substances dont on a besoin est via la nourriture consommée, optimisée grâce au nettoyage intestinal.

Selon la situation de vie et la santé d'une personne, il est important d'empêcher ou de combler les carences en ingérant les bonnes substances vitales.

Auto-intoxication

Si des résidus fécaux restent dans le gros intestin trop longtemps, ils vont commencer à se putréfier. Cela peut conduire à une forte concentration de bactéries nocives. Une consommation abusive de viande peut accélérer ce développement. Les toxines sécrétées pendant ce processus se propagent dans le corps via le système sanguin, et atteignent toutes les cellules du corps. Cette intoxication peut affaiblir tout l'organisme, et mener à différentes maladies.

En nettoyant l'intestin, et en retirant les résidus fécaux de l'intestin pour qu'il puisse fonctionner correctement, on empêche la putréfaction. Un intestin en bonne santé excrète les matières avant qu'elles puissent se putréfier.

Odeur corporelle

Dans l'intestin, les processus de putréfaction mentionnés ci-dessus peuvent donner lieu à une odeur corporelle. Si vous n'arrivez pas à contrôler votre odeur corporelle malgré une hygiène rigoureuse, il y a des chances que vous souffriez d'activité putréfactive dans votre gros intestin.

Parmi les blessures et maladies de l'intestin qui sont contrées par un nettoyage de l'intestin, on citera les hernies (hernie diaphragmatique, hernie inguinale), les hémorroïdes et d'autres.

Si vous voulez creuser le sujet de la santé intestinale, vous pouvez jeter un œil sur la bibliographie à la fin. La description courte et partiellement simplifiée des relations de cause à effet dans ce chapitre est destinée à clarifier mes pensées et mes processus.

Hyperacidité et santé intestinale

La plupart des auteurs, mais aussi des fournisseurs de programmes de nettoyage intestinal, distinguent les deux sujets de l'hyperacidité et de la santé intestinale, ou du moins ne formulent pas explicitement la nécessité de s'occuper des deux problèmes en même temps.

Il est certain que l'hyperacidité touche non seulement l'intestin mais aussi la santé de la personne.

L'hyperacidité signifie toujours une attaque de l'intestin. Une approche du nettoyage intestinal qui fortifie la santé intestinale avec beaucoup d'efforts, mais qui ne considère pas l'effet dévastateur de l'hyperacidité, ne livrera pas de résultats durables. Par conséquent, il est important de s'occuper des deux problèmes en même temps, si l'hyperacidité préexistante est soupçonnée de mettre en péril le nettoyage intestinal.

Le docteur en médecine Robert Bachmann déclare dans son livre « Natürlich gesund durch Säure-Basen-Gleichgewicht »:

« Le corps doit se protéger contre toute attaque manifeste d'acide. En un sens, il contre les agressions : les villosités intestinales n'acceptent plus le bol acide, et le mettent rapidement à la porte. Ce qui veut dire une diarrhée. Vous en avez l'habitude si vous avez déjà mangé trop de fruits pas mûrs. Cette protection contre l'acide ne doit pas être empêchée en combattant la diarrhée par des médicaments ! (…)

Au sein d'une microflore normale et en bonne santé, se trouvent des germes qui sont importants pour le bon fonctionnement du gros intestin, et qui se nourrissent de fibres. Cependant, si le bol atteint le gros intestin, et qu'il contient encore des glucides et des protéines non digérées, il va nourrir les germes qui sont spécialisés dans ces substances. Ils vont ensuite fermenter les glucides jusqu'à ce qu'ils deviennent des acides et des alcools inférieurs, deux groupes de substances qui se battent pour occuper la place du plus nocif pour la santé. »

Le traitement de l'ensemble des sujets qui ont trait à l'hyperacidité et à l'équilibre des taux acide/base irait bien au-delà des limites de ce livre. Si vous voulez en savoir plus, vous trouverez de nombreuses autres publications sur le sujet dans la bibliographie.

Des intestins en forme

J'ai entendu le mot-clef « intestins en forme » pendant une conférence, et je trouve que cela décrit bien l'approche consistant à viser l'objectif que je vise. Mais n'allez pas imaginer cette « forme » comme étant un programme d'exercices bizarroïdes. Il s'agit plutôt de stimuler les entrailles pour qu'elles se débarrassent des substances qui les inhibent dans leurs fonctions, afin qu'elles puissent regagner la flexibilité dont elles ont besoin pour assurer notre digestion de manière durable.

Je vais vous montrer mon approche, mais également lister les produits que j'ai utilisés, ainsi que leurs fabricants. Il s'agit uniquement d'un rapport d'expérience, et en aucune façon une publicité ou une invitation à acheter et consommer les produits mentionnés. Je suis convaincu qu'il existe d'innombrables produits alternatifs que je n'ai essayés pour aucune des applications mentionnées, et que je ne peux naturellement pas juger.

Le nettoyage intestinal que j'ai fait, était fondé essentiellement sur trois composantes, chacune aidée par un agent auxiliaire :

- Le nettoyage intestinal en tant que tel (résidus fécaux, champignons, bactéries en putréfaction, etc.)
- La réduction de l'hyperacidité
- L'apport de substances vitales de haute qualité et de protéines

Le nettoyage intestinal

L'objectif de cette composante est de faire bouger les intestins, de dissoudre les croûtes et de nettoyer activement les intestins. La flore intestine est optimisée, et le système immunitaire est renforcé en réactivant le métabolisme.

La désintoxication joue un rôle très important dans l'intestin. Son but est d'enlever les vieux résidus qui sont à l'origine des maladies, de l'odeur corporelle, ou de la diarrhée via la putréfaction et les champignons, et de tuer et excréter les parasites potentiels.

J'ai utilisé trois produits provenant du fabricant Unicity, à la présence internationale. Ils sont vendus sous le nom

Unicity Cleanse, et comprennent les produits suivants :

- Unicity Paraway Plus
- Unicity Lifiber
- Unicity Aloe Vera

Unicity Paraway Plus

C'est un complément alimentaire contenant des édulcorants et, d'après l'emballage, les ingrédients suivants :

Graine de psyllium husk en poudre, gomme de guar, maltodextrine, fructo-oligosaccharides, pomme, pectine, arôme d'organe, pectine d'agrumes, poudre de fleur d'hibiscus, mélange Lifiber de plantes 1,4% (poudre de luserne, racine de bardane en poudre, extrait de feuille d'aloe vera, poivre de cayenne en poudre, clou de girofle en poudre, poudre de maïs, graine de fenugrec en poudre, tête d'ail en poudre, racine de gingembre en poudre, racine de mauve en poudre, extrait de fruit de papaye, feuille de menthe en poudre, graine de citrouille en poudre, feuille de canneberge en poudre), arôme de banane, édulcorants : sucralose, racine de réglisse en poudre, et l'avertissement selon lequel le produit peut contenir des traces de noix.

Fondamentalement, le produit est utilisé comme combinaison d'ingrédients actifs et de fibres. Dans le cadre de l'intestin, Wikipedia.de dit les choses suivantes sur les fibres :

Les fibres contenues dans le bol sont capables de lier l'eau, ce qui mène à une forte augmentation du volume – le bol riche en fibres rajoute donc de la pression sur la paroi intestinale, stimulant le péristaltisme, ce qui raccourcit la durée pendant laquelle les aliments riches en fibres restent dans l'intestin (et non pas l'estomac).

Aucun animal évolué ne possède ses propres enzymes pour dissoudre les fibres non solubles dans l'eau, en particulier la cellulose – la capacité qu'ont les ruminants à la dissoudre quand même est attribuée aux microorganismes vivant dans leur panse. Ces microorganismes manquent dans les intestins grêle et gros, de sorte que les fibres non-solubles dans l'eau traversent l'appareil digestif en restant virtuellement inchangées.

Une partie des fibres solubles dans l'eau, cependant, est fermentée dans le gros intestin par la flore intestinale, qui produit différentes quantités de gaz en partie inodores comme le dioxyde de carbone, le méthane et l'hydrogène, mais aussi des acides gras à chaîne courte comme l'acétate, l'acide propionique et le butanoate, qui contrairement aux acides gras à chaîne moyenne ou longue, possèdent des propriétés spéciales (voir la digestion du gras) et sont largement réabsorbés par la muqueuse du gros intestin, contribuant ainsi à nourrir les cellules de la muqueuse.

Certaines fibres sont des substances végétales qui sont, d'un point de vue écologique, conçues pour dissuader les ennemis, de sorte que les fibres dont la digestion est difficile peuvent générer des alcools de fermentation toxique, et des amines biogéniques, qui sont nocifs pour la muqueuse intestinale et le système immunitaire.

En plus de l'eau, les fibres lient également les minéraux, les toxines, l'acide biliaire, ainsi que les microorganismes, qui sont ensuite évacués avec les excréments. Dans le cadre d'un régime équilibré ce n'est pas un problème, mais dans le cadre d'un apport en fibres distinct, cela peut créer à long-terme une carence en minéraux.

Dans le cadre du nettoyage intestinal, il s'agit de mobiliser l'intestin et d'excréter les toxines (qui, par exemple, étaient générées au sein de l'intestin par les processus de putréfaction).

Unicity Lifiber

Unicity Lifiber se concentre principalement sur la désintoxication. La désintoxication joue un rôle très important dans l'intestin. Son but est d'enlever les vieux résidus qui sont à l'origine de maladies, de l'odeur corporelle ou de la diarrhée, via la putréfaction et les champignons, et de tuer et excréter les parasites potentiels.

Unicity Paraway Plus est, d'après l'emballage, un complément alimentaire contenant les ingrédients suivants :

Poudre d'ail, capsule de gélatine, poudre de noix, graine de citrouille en poudre, clou de girofle en poudre, feuille de sauge en poudre, bêta-carotène, extrait de feuille d'hysope, graine de fenugrec, extrait de feuille de camomille, poivre noir en poudre, feuille de menthe en poudre, feuille de thym en poudre, graine de fenouil en poudre, nitrate de thiamine, et peut contenir des traces de noix.

L'ingrédient nitrate de thiamine peut ne pas être clair pour certains lecteurs. La page Pharmawiki [3] renseigne sur la thiamine (vitamine B1) :

> La thiamine (vitamine B1) est un ingrédient actif parmi le groupe des vitamines, qui joue un rôle important dans le métabolisme des glucides, et dans le système nerveux en agissant comme cofacteur des enzymes. La forme active de la vitamine est appelée pyrophosphate de thiamine. La

---

[3] Http://www.pharmawiki.ch/

thiamine est utilisée pour prévenir et traiter la carence en vitamine B1, les affections des cellules nerveuses, et comme compléments alimentaires. Il n'y a guère d'effet secondaire grâce à la large diversité de traitements dans laquelle il est inclus. L'administration parentérale peut être à l'origine de réactions hypersensibles.

(...)

La thiamine joue un rôle important dans le métabolisme des glucides et dans le système nerveux en agissant comme cofacteur des enzymes.

Il est difficile de considérer le Lifiber et le Paraway Plus séparément. Si vous regardez avec plus d'attention les ingrédients, pourtant, leurs effets ne peuvent pas être séparés si aisément. Chacun de ces deux éléments est le catalyseur de l'autre, et le Paraway Plus mobilise naturellement l'intestin, tandis que le Lifiber de l'autre côté réduit naturellement les croûtes. Ce n'est ni surprenant ni négatif, puisque c'est bien l'objectif du programme de renforcer la santé intestinale.

Unicity Aloe Vera

L'aloe vera est utilisé dans le traitement de maladies depuis six mille ans, mais il est également utilisé pour conserver et restaurer la beauté et la santé.

L'auteur Peter Carl Simons a compilé une description impressionnante et facilement lisible de cette plante et de ses applications dans son livre « Aloe Vera – 6'000 Jahre Medizingeschichte können sich nicht irren: Was Ihnen die Pharma-Industrie nicht erzählt – aber schon zu Kleopatras Zeiten jedes Kind wusste ».

Dans le cadre du nettoyage intestinal, l'ingrédient actif acémannan joue un rôle central. Simons déclare :

L'aloe contient un vaste éventail de glucides importants pour notre corps, comme l'aldopentose, le galactose, l'acide glucuronique, le glucose, le mannose, le rhamnose, la xylose et la cellulose. L'une des substances les plus importantes pour notre corps est l'acémannan[4].

---

4 "α (TNF-α) et les interleukines (IL-1); par conséquent, il se peut qu'il aide à prévenir ou mettre fin à une infection virale. Ces trois

De nombreux scientifiques estiment que cet ingrédient est potentiellement un ingrédient actif contre le VIH et contre certains types de cancer. Ces deux domaines d'application font encore l'objet de recherches, et ne sont au mieux que des possibilités. Mais ce qui est clair chez les scientifiques de haut-vol, c'est une meilleure respiration cellulaire, ce qui affecte ensuite positivement l'ensemble du métabolisme, mais aussi la désintoxication du corps.

---

cytokines sont connues pour causer des inflammations, et des interférons sont libérés en réaction à ces infections virales. Les études in vitro ont montré que l'acémannan inhibait la réplication du VIH ; cependant, les études in vivo sont restées sans conclusion.

L'acémannan est actuellement utilisé pour traiter et gérer cliniquement le fibrosarcome chez les chiens et les chats. Il a été démontré que l'administration d'acémannan augmentait les nécroses tumorales et prolongeait la vie de l'hôte; les animaux ont montré une infiltration et une encapsulation lymphoïdes."

Une autre conséquence avérée est un nettoyage intestinal, couplé au renforcement de la santé de la flore intestinale. Par conséquent, les nutriments peuvent être dissous plus facilement, et réabsorbés à travers la paroi intestinale.

A travers l'augmentation de l'activité cellulaire, l'acémannan renforce le système immunitaire, et aboutit à une meilleure protection du corps contre les parasites, les virus, les bactéries et les champignons. C'est la raison pour laquelle l'aloe devrait toujours faire partie des processus de nettoyage intestinal.

Dans l'Unicity Cleanse Set se trouve aussi l'Unicity Aloe Vera, un complément alimentaire contenant les ingrédients suivants :

Extrait de feuille d'aloe vera, gélule d'hydroxypropyl cellulose, agent séparateur : dioxyde de silicium. Il présente également l'avertissement selon lequel il peut contenir des traces de noix.

Fondamentalement, les ingrédients peuvent être résumés de sorte que l'extrait de feuille d'aloe vera est le seul ingrédient actif (en dosage de capsule).

Réduction de l'hyperacidité

« L'acidité vous rend heureux ». C'est ce qu'un proverbe anglais prétend. En fait, la plupart des gens souffrent d'hyperacidité.

Le plus gros problème de l'hyperacidité est le blocage des villosités intestinales. L'acide ronge vos villosités et y laisse des trous. Une muqueuse intestinale ainsi endommagée ne peut plus produire de sang en bonne santé, ce qui entraîne de graves problèmes. Les acides bloquent vos intestins, la putréfaction commence, et votre muqueuse intestinale va lentement se dégrader, tout en continuant de jouer son rôle important dans l'activité de fabrication du sang.

Peter Carl Simons, dans son livre « Chlorophyll – Gesundheit ist grün: Das grüne - ein entscheidener Gesundheits- faktor und Energie-Lieferant » écrit la chose suivante à propos de la chlorophylle, en relation avec l'hyperacidité :

On sait déjà qu'une grande partie des gens dans notre sphère culturelle souffre d'hyperacidité. D'un côté, on consomme de plus en plus de nourriture, ce qui entraîne l'hyperacidité, de l'autre, les fruits et les légumes ne contiennent pas les mêmes quantités d'alcalins aujourd'hui que jadis. Les abondantes émissions de gaz dans l'atmosphère entraînent le phénomène bien connu des pluies acides, qui endommagent et acidifient les produits de l'agriculture.

Couplé au fait que l'on néglige nos exercices physiques, qui réduisent l'acidité grâce à la transpiration, de plus en plus de gens souffrent de niveaux de plus en plus élevés d'acidité.

La chlorophylle a un effet positif sur l'équilibre alcalins/acides dans notre corps.

Pour les meilleurs effets, les experts recommandent un dosage égal tout au long de la journée.

Pendant mon traitement, j'ai pris de l'Unicity Super Green. En gros, c'est de la chlorophylle pure.

En fait, la chlorophylle a plusieurs effets positifs sur notre corps. Le suisse « Vereinigung für Vegetarismus » écrit sur ses pages :[5]

D'abord, la chlorophylle a un effet équilibrant sur les quantités d'alcalins/acides dans notre corps. Certaines parties de notre corps ont besoin d'être plus alcalines. Si notre pH va de 1 à 14, alors

---

5 *http://www.vegetarismus.ch/heft/2011-4/chlorophyll.htm*

7 est neutre. En revanche, le sang a besoin d'avoir un pH compris entre 7,43 et 7,45. Un taux inférieur ou supérieur représente un grand danger pour notre corps. Il a très peu d'intolérance pour les déséquilibres. Le corps essaie de contrer les déséquilibres avec des alcalins (comme le calcium) ou des minéraux acides. La plupart du temps, les minéraux alcalins ne sont pas requis. Le corps les extrait des dents. La plaque dentaire, les caries ou la parodontite font partie des conséquences de ce processus. Le corps prend également les éléments requis dans les os. Cela mène à l'ostéoporose. Le corps commence à se décomposer lui-même afin de pérenniser sa tâche principale – vivre.

La composition chimique de la chlorophylle est presque identique à celle de l'hémoglobine. L'hémoglobine est le pigment rouge du sang. La grande différence est que le cœur central de la chlorophylle est composé de magnésium, alors que l'hémoglobine utilise du fer trivalent. Le fer, en revanche, est également présent dans la chlorophylle, et peut être échangé très rapidement avec le magnésium. Quel est le résultat de cet échange ? C'est du sang. La feuille verte est en fait en train de former du sang.

Il est vraiment possible de dire que la chlorophylle, comme la plupart des autres ingrédients utilisés, ont un effet positif sur vos intestins, et même sur le corps en entier, ce qui est bien entendu, quand on procède à un nettoyage de l'intestin, un effet secondaire bienvenu. L'hyperacidité touche le corps dans son ensemble, c'est pourquoi la combattre a un effet positif sur le corps dans son ensemble.

Substances vitales et protéines

Un bon apport en protéines à base de plantes est essentiel pour des processus corporels complexes comme le nettoyage intestinal. Les meilleurs experts recommandent un apport quotidien de 2g par protéine par kilogramme de masse corporelle. Pour un homme adulte pesant 80kg, cela reviendrait à 80-160g de protéines par jour. La protéine n'a ici pas seulement un effet de pérennisation, mais est aussi un élément essentiel pour chaque cellule du corps. D'autant plus que l'on essaie de changer notre corps à l'échelle cellulaire à travers nos changements d'habitude, donc il est essentiel de fournir au corps les éléments nécessaires à ce changement.

Les vitamines, les minéraux et les micronutriments, bien sûr, sont aussi très importants. Depuis que j'ai lu que les gens de notre sphère culturelle souffraient de carences en nutriments, et les effets que cela a, je suis devenu particulièrement vigilant sur ces sujets.

Imaginez la scène suivante : un maçon qui a tous les matériaux nécessaires, mais pas de ciment pour tout assembler. Tout s'arrête. Si cela se passe dans votre corps, il est facile d'imaginer ce qui se passerait si ces carences continuaient. De plus, j'ai remarqué que les apports journaliers recommandés devaient être compris comme des minimums. Donc s'il est dit qu'une certaine quantité couvre 20% de vos besoins quotidiens, vous devriez le lire comme 20% de la quantité journalière minimale pour éviter de tomber malade si vous ne la respectez pas sur une longue période de temps.

Notre corps le sait également, et demande à être nourri jusqu'à ce qu'il ait comblé ces carences. En fait, je n'ai pas eu de crise de boulimie depuis que j'ai commencé à prendre des protéines et des substances vitales régulièrement (même après le nettoyage).

J'ai utilisé Unicity Complete Vanilla. D'après l'étiquette, il contient les ingrédients suivants :

Energie 156 kcal / 656 kJ
Protéines 20 g
Glucides 8 g
Lipides 4 g
Fibres 4 g

Sodium 0,26 g
Vitamine A 1.500 µg-RE
Vitamine B1 1,5 mg
Vitamine B2 1,7 mg
Vitamine B6 0.6 mg (46%*)
Acide panthoténique 2,4 mg (40%*)
Acide folique 400 µg
Niacine 20 mg-NE
Vitamine B12 6 µg
Vitamine C 60 mg
Vitamine D3 10 µg
Vitamine E 60 mg α-TE
Biotine 300 µg
Calcium 350 mg
Fer 18 mg
Magnésium 140 mg
Zinc 15 mg
Copper 2mg
Manganèse 2 mg
Chrome 120 µg
Potassium 320 mg
Iodine 173 µg

La perte de poids arrive naturellement

Comme je l'ai déjà dit plus haut, je n'ai pas commencé le nettoyage intestinal avec l'objectif de perdre du poids. Cela avait l'avantage de ne pas me focaliser sur la perte de poids. En fait, je n'ai remarqué que j'avais perdu du poids qu'après quelques jours, quand mes pantalons ont commencé à être plus lâches qu'avant. Et puis j'ai commencé à suivre le changement d'un peu plus près.

En 30 jours de nettoyage intestinal, j'ai perdu environ 12kg, et pendant la période restante, peut-être grâce à un meilleur système digestif, ou une manière différente de m'occuper de mon alimentation, encore 30kg. C'est surtout pour moi-même : le soir je ne me sens plus aussi ballonné qu'avant, et je dors beaucoup mieux. En résumé : j'ai complètement atteint mon objectif.

Mon programme

La réussite de ce programme est basée sur les produits consommés d'un côté, et sur le changement de mon alimentation de l'autre. Il est particulièrement important de ne rien manger entre les repas. L'eau est ok, mais vous ne devez rien manger ni boire d'autre. Cette seule renonciation aux « en-cas » a un effet positif sur votre masse corporelle, si vous arrivez à tenir les 30 jours du programme. Mon régime était le suivant :

Produits utilisés

Le matin

* Unicity Paraway Plus: du 1er au 10ème jour ; une gélule par jour avant le petit-déjeuner ; du 11ème au 30ème jour 2 gélules après le petit-déjeuner.
* Unicity Lifiber: environ une demi-heure après le Paraway Plus, une cuillère à mesure

dissoute dans 250ml d'eau ; mélangez bien et buvez immédiatement.
* Unicity Complete Vanilla: 2 verres mesureurs dissous dans 0,4-0,5L d'eau ou dans un yaourt nature comme petit-déjeuner.

A midi

Pas de produits spéciaux. Si vous le voulez, vous pouvez manger une autre portion d'Unicity Complete Vanilla comme si c'était un mix, à la place d'un repas normal.

Le soir

Unicity Aloe Vera: du 1er au 10ème jour ; une gélule par jour pour le dîner ; du 11ème au 30ème jour 2 gélules pour le dîner.

Pendant la journée

Dissoudre une cuillère à mesure d'Unicity Super Green dans 2L d'eau, et boire le mélange de façon régulière durant la journée.

Changements d'alimentation

Si vous voulez nettoyer vos intestins, il est important de diminuer la pression qui est mise sur eux, et de ne pas stimuler davantage les champignons et les bactéries en putréfaction avec des aliments qui leur sont utiles. A cause de cela, un léger changement d'alimentation est nécessaire. Comme ce programme ne prend que 30 jours, ces changements doivent être possibles et supportables par n'importe qui, en particulier si vous souffrez déjà de votre condition actuelle.

L'alimentation comporte toujours des boissons. Pour éviter d'accroître l'acidité dans votre corps, essayez de bannir toutes les friandises, les boissons gazeuses ou caféinées.

Petit-déjeuner

Sauf les produits déjà mentionnés (en particulier l'Unity Complete), vous ne mangez rien. Les nutriments contenus dans ces produits m'ont empêché d'avoir faim. En fait, je me sentais assez stimulé.

Déjeuner

Pour le déjeuner, vous devez manger une petite portion. Remplissez votre assiette à moitié, et ne mangez aucun glucide. Beaucoup de légumes, de fruits et autres contiennent des glucides, ils sont autorisés tout de même. N'en ajoutez pas en mangeant des aliments rôtis, du riz, des pommes de terre, du pain, du sucre ou de l'amidon. Vous devez principalement manger de la viande (ou du poisson), des légumes et de la salade. Les végétariens peuvent utiliser des produits de substitut à la viande qui contiennent un taux élevé de protéines. Rappelez-vous que beaucoup de ces produits de substitution contiennent un taux élevé de glucides. Evitez-les.

Dîner

Toute la section déjeuner est ici valable.

Entre les repas

Abstenez-vous de toute collation et friandise entre vos repas. Après chaque repas, vous ne devez rien manger pendant au moins 4 heures (et ne boire que de l'eau sans acide carbonique).

Mot de la fin

Je ne suis ni un expert en nutrition, ni un médecin, ni instruit dans quelque médecine que ce soit. Toutes mes déclarations sont des opinions et des expériences personnelles, ou recueillies lors de recherches exhaustives. Cela signifie bien entendu que je n'offre aucun conseil médical. Pour une telle consultation, veuillez consulter l'un des nombreux experts habilités. Avec cet ouvrage, je veux simplement vous inspirer. Veuillez consulter les experts sur le terrain pour découvrir si oui ou non la méthode qui vous est présentée dans cet ouvrage vous est adaptée.

Je vous souhaite mes meilleurs vœux, et bien entendu le courage qui est nécessaire pour être honnête avec vous-même.

Sincèrement,

Paul Enders

Source des produits

Les produits Unicity présentés peuvent être achetés dans une boutique Unicity Partners locale. Si vous n'en connaissez aucune, n'hésitez pas à m'envoyer un mail, et je vous enverrai une liste de produits, ainsi que l'adresse d'un bon fournisseur qui connaît ce livre.

darmreinigung.enders@gmail.com

Bibliographie

- Auer, Dr. med. W.: Übersäuerung - die stille Gefahr, 2002, Kneipp-Verlag

- Bachmann, Dr. med. R. M.: Natürlich gesund durch Säure-Basen-Gleichgewicht. Mit ihrem persönlichen 7-Tage-Programm zur sanften Entsäuerung, 2001, Trias, 2. Auflage

- Bankhofer, Prof. H.: Aloe Vera - Die Pflanze für Gesundheit, Vitalität und Wohlbefinden, 2013, Kneipp Verlag, 6. Auflage

- Dahlke, R.: Fasten Sie sich gesund - Das ganzheitliche Fastenprogramm, 2004, Irisana

- Dahlke, R., Ehrenberger, D.: Wege der Reinigung - Entgiften, entschlacken, loslassen, 2002, Heyne, 2. Auflage

- Enders, J.: Darm mit Charme, 2014, Ullstein

- Frauwallner, A.: Was tun, wenn der Darm streikt? - Probiotika sinnvoll einsetzen, 2012, Kneipp-Verlag

- Kraske, Dr. med. Eva-Maria: Säure-Basen-Balance, 2008, Gräfe und Unzer, 5. Auflage

- Lohmann, M.: Der Basen-Doktor. Basische Ernährung: gezielte Hilfe bei den häufigsten Beschwerden, 2013, Trias, 2. vollst. überarb. Auflage

- Gill, T.: Lieber schlank als sauer - Gesund ins Gleichgewicht mit der Säure-Basen-Diät, 2012, Amazon Distribution

- Gray, R.: Das Darmheilungsbuch - Gesundheit durch Kolon-Sanierung, 2011, Trias

- Jester, F.: Arginin, OPS und Entsäuerung - Power-Nährstoffe und Methoden für ein langes und gesundes Leben, 2013, Selbstverlag

- Opitz, Ch.: Befreite Ernährung - Wie der Körper uns zeigt, welche Nahrung er wirklich für Gesundheit und Wohlbefinden braucht, 2013, Hans-Nietsch-Verlag, 5. Auflage

- Schneider, G. W.: Biotop Mensch - Liebe Deine Darmbakterien, 2014, Biotop Mensch, 7. Auflage

- Thust, Th. M., Schlett, Dr. med. S.: Entgiften & entschlacken, 2006, Gräfe und Unzer

- Treutwein, N.: Übersäuerung - krank ohne Grund?, 2005, Weltbild

- Vollmer, J.B.: Gesunder Darm, gesundes Leben, 2010, Knaur

- Wacker, S., Wacker, Dr. med. A.: 300 Fragen zur Säure-Basen-Balance, 2013, Gräfe und Unzer, 2. Auflage